Sebastian Plazas Hurtado

Fitoterapia en Animales

Aplicaciones de la Fitoterapia en la Medicina Veterinaria

Editorial Académica Española

Imprint

Any brand names and product names mentioned in this book are subject to trademark, brand or patent protection and are trademarks or registered trademarks of their respective holders. The use of brand names, product names, common names, trade names, product descriptions etc. even without a particular marking in this work is in no way to be construed to mean that such names may be regarded as unrestricted in respect of trademark and brand protection legislation and could thus be used by anyone.

Cover image: www.ingimage.com

Publisher:
Editorial Académica Española
is a trademark of
International Book Market Service Ltd., member of OmniScriptum Publishing Group
17 Meldrum Street, Beau Bassin 71504, Mauritius

ISBN: 978-620-2-14039-3

INDICE

ORIGENES DE LA FITOTERAPIA

Las hierbas como agentes medicinales se han usado desde los principios de la Humanidad. El hombre primitivo reconocía los efectos benéficos y curativos de muchas plantas.

La ciencia moderna ha estudiado estas hierbas encontrando principios activos que producen efectos terapéuticos tanto en hombres como en animales.

De estos principios activos encontrados en las plantas, se han sintetizado productos de efectos farmacológicos de amplio uso en occidente. Como el ácido salicílico extraído del sauce, a partir del cual se sintetizó el ácido acetilsalicílico, conocido mundialmente como Aspirina. De la Belladona se extraen la atropina y la escopolamina. La Quinina de la corteza de Chinchona. La Vincristina de la Vinca pervinca. La Silimarina del Caardus marianus

Pero, en la planta entera vemos que hay muchos principios activos que sinergizan entre ellos y producen un efecto mucho más potente y sin efectos secundarios. Las plantas son sanadoras por naturaleza, nos brindan nutrientes, oxígeno, sombra y bienestar.

Dentro de los primeros tratados chinos relacionados con las plantas medicinales y su uso tanto en animales como en humanos está la materia "Medica de Shennong", que data del siglo I o II d.C. (López 2005).

En este escrito se consideran unos 365 remedios contra diversas enfermedades, utilizando en la mayoría de los casos la fitoterapia, aunque se encuentran incluidos minerales y diversos extractos de acuerdo con cada enfermedad estudiada. Shennong también ha sido conocido como el granjero Divino, teniendo en cuenta sus diversos aportes a la agricultura, así como a la identificación y uso de plantas medicinales y toxicas (López 2005).

Actualmente aún persisten los conocimientos que estos padres de la fitoterapia aportaron para la buena implementación de esta rama de la medicina en ambas poblaciones (humana y animal) y no solo en medicina sino también se le ha dado uso industrial y cosmético. Se estima que en países como China, India, el continente Africano y Europeo se puede hacer un recuento de al menos 9000 especies de plantas a las cuales se les ha atribuido propiedades medicinales.

CONTEXTO ACTUAL DE LA FITOTERAPIA

En Colombia esta práctica ha tenido un gran auge, debido a que no solo se benefician los animales sino también sus propietarios, pues ven este tipo de medicina como una opción reemplazando así los tratamientos alopáticos convencionales o en su defecto, haciendo una combinación de estos dos, debido a que se ha comprobado su eficacia, creando una medicina integrativa creando así un espacio donde coexistan los enfoques de la medicina holística y convencional.

Cabe mencionar que la aparición de nuevas enfermedades de origen desconocido, ha dado un gran empuje para que el uso de esta medicina alternativa se vaya afianzando, convirtiéndolo de esta manera en una tendencia gracias a los movimientos sociales y educativos, en donde prevalece recuperar la pérdida de biodiversidad no solo faunística sino también de la flora, pues es de ahí de donde se obtienen todos los componentes necesarios para el tratamiento de determinadas enfermedades.

Es cierto que aún no existen aportes científicos que permitan afirmar un conocimiento completo de las plantas medicinales y sus usos, pero es de recalcar que los trabajos hechos han servido de punto de partida para las diversas investigaciones, que han permitido identificar los distintos principios compuestos activos que se pueden complementar con los métodos tradicionales potencializando sus efectos.

Adicional a esto, en una parte del territorio Colombiano, se han establecido sistemas intensivos en áreas pequeñas, lo cual genera un sin número de enfermedades causadas principalmente por el factor estrés, esto ha llevado a que productores tengan dependencia de una amplia variedad de insumos externos como antibióticos, hormonas, colorantes, insecticidas, que inciden en los productos de origen animal para consumo humano, generando consecuencias graves para la salud de la sociedad.

Este uso excesivo ha llevado a que las explotaciones disminuyan sus ingresos económicos dado a que la utilización de estos productos representa entre un 10 y 30% de los gastos totales.

Teniendo en cuenta lo dicho anteriormente, en el Departamento del Caquetá (Colombia), esta práctica se ha ido estableciendo de forma pasiva, debido a que es difícil cambiar el enfoque tradicional de los productores de esta zona del país, al ser un territorio en su gran mayoría dedicado a la ganadería extensiva, la fitoterapia ha tenido una buena acogida, además de ofrecer cura a las enfermedades de los animales, el productor cuida sus finanzas al ser un método que no requiere de poseer un gran capital, al contrario, los distintos productos pueden ser adquiridos de manera fácil y rápida o simplemente se necesita que estén presentes en el hato y esto, representa un punto positivo para el crecimiento de esta rama de la medicina.

INTRODUCCION A LA FITOTERAPIA

La fitoterapia es la implementación de las sustancias activas de las plantas en el tratamiento de diferentes patologías que afectan la vida de los animales.

La botánica y la fitoterapia se han usado a lo largo de la historia para tratar afecciones en el organismo de los animales y humanos, con resultados bastante notorios en cuanto a la mejoría del estado de salud de los organismos tratados. Al pasar los años, algunas tradiciones naturales se han mantenido, mientras se estudian las causas y propiedades por las que ciertas plantas pueden presentar cualidades terapéuticas y ayudar en cuanto a la mejora del bienestar.

Actualmente en los países occidentales, en los que se usa principalmente la medicina alopática, el 25% de los medicamentos tienen su origen de plantas medicinales. Varios países europeos hacen un amplio uso de plantas medicinales y sus derivados, esto debido a que las plantas medicinales permiten realizar tratamientos complementarios que logran reemplazar parcial o en ocasiones totalmente la medicina alopática (Stübing Martinez, 2013).

Las plantas medicinales constituyen parte del patrimonio cultural de cada pueblo y son la base a partir de la cual se ha desarrollado toda la farmacología moderna como se ha descrito anteriormente..

Ya que además de las plantas medicinales conocidas a lo largo del mundo que componen el Vademécum Fitoterápeutico, en cada región existen sucedáneos o plantas autóctonas que reemplazan y hasta incrementan la cantidad de posibilidades ya que algunas que existen en nuestro medio no se encuentran en otros lugares. Representa también la posibilidad de recuperar un conocimiento adquirido durante miles de años por la humanidad y que nuestros ancestros nos han transmitido. (Omar Rodríguez).

Finalmente es oportuno explicar que el uso de esta medicina alternativa (fitoterapia), debe ir acompañado de una visión integral y holística de los conceptos de salud y enfermedad, consciente de que el mantenimiento de la salud es responsabilidad tanto del propietario de los animales como del médico tratante (López 2005).

En este libro, mostrare algunas de las plantas que los productores y propietarios de todo tipo de animales pueden brindar a sus animales para su tratamiento y prevención de enfermedades, en caso de la ausencia del médico veterinario, bajo capital para la consecución de medicamento o disminución de los costos y en el caso específico de productores de ganado bovino que estén alejados de las zonas poblados y quieran disminuir estos costos logrando una producción pecuaria eficiente.

PLANTAS MÁS USADAS EN FITOTERAPIA

Sábila (*Aloe Vera*)

Conocida desde tiempos inmemoriales, el Aloe Vera es una planta que posee notables virtudes terapéuticas y cosmetológicas reconocidas por los círculos científicos del mundo entero, y que cuenta actualmente con millones de usuarios entusiastas de sus efectos beneficiosos sobre la salud y la calidad de vida, obtenidos no solo en humanos sino también en animales (Gampel 2010).

El Aloe Vera, es una planta de la familia de las Liliáceas al igual que el tulipán, el espárrago, el ajo y la cebolla. Se conocen más de trescientas cincuenta variedades diferentes registradas en todo el mundo, entre las cuales citámos el Aloe Arborescens, A.Feroz, A.Socotrina, etc; todas ellas tienen propiedades, en mayor o menor grado, que han fundamentado su utilización en cosmetología y como agente fitoterapéutico en la prevención y tratamiento de múltiples enfermedades.

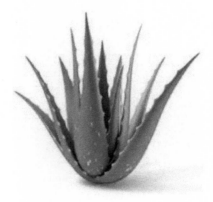

El Aloe Vera crece en forma silvestre en la mayoría de las regiones tropicales y subtropicales del mundo; en especial en el norte de África (Senegal, Guinea, etc.), Medio Oriente (Israel, etc.), en el sur de España e Italia, en las islas de Cabo Verde y Canarias etc. Cultivándose actualmente en numerosos países, incluyendo Australia y vastas áreas del Pacífico. Las plantaciones más importantes del orbe donde se lleva a cabo el cultivo intensivo del Aloe Vera incluyen a los Estados Unidos, México, República Dominicana y Cuba.

Dentro de su amplia lista de componentes, haremos mención aquellos más relevantes, que ejercen las diferentes actividades ya sean antitumorales, antiulcerantes, cicatrizantes, antiviral, antiinflamatoria, inmunoestimulante, etc.

- Barbaloina: Germicida
- Isobarbaloina: Analgésico y Antibiótico
- Emodina: Bactericida
- Resinotanol: Bactericida
- Aminoácidos esenciales: Lisina, Metionina, Fenilalanina, Leucina.
- Vitaminas: A, B1, B2, B3, B5, B6, B7, B9, B12, C y E
- Minerales: Calcio, Fosforo, Potasio, Cloro, Hierro, Magnesio, Manganeso, Selenio, Zinc.
- Monosacáridos y Polisacáridos: Glucosa, Galactosa, Manosa entre otros

Los minerales contribuyen al crecimiento y fortalecimiento óseo (Calcio-Fosforo), regulación del metabolismo renal y cardiaco (Sodio, Potasio y Cloro), el Zinc participa en el desarrollo y funcionalismo del sistema endocrino, en el mantenimiento de la integridad de la piel y como cofactor en numerosas reacciones enzimáticas (en muchos casos asociado con el cobre), el Selenio posee propiedades antioxidantes y conjuntamente con el manganeso y el zinc participa catalizando la actividad de enzimas que neutralizan los Radicales Libres.

Es de señalar que la acción antiinflamatoria del Aloe Vera se sinergiza con las restantes propiedades farmacológicas (cicatrizantes, inmunoestimulantes, etc) facilitando la recuperación de procesos de diferente etiología.

Los mono y polisacáridos contribuyen a la rápida resolución de ulceras en la mucosa gastrointestinal, también ayudan a la rápida de heridas y quemaduras.

Los principios activos responsables de la actividad sobre el sistema inmunológico, son fundamentalmente los polisacáridos farmacológicamente activos (PFA), especialmente los polisacáridos acetilados representados por el Acemanano. Estas sustancias son capaces de interaccionar con receptores específicos localizados en la superficie de las células del sistema inmune modificando su capacidad de respuesta; lo que se traduce, en un aumento de la formación de macrófagos y leucocitos, en una activación de la fagocitosis y en un aumento de las citoquinas e interleukinas, agentes mediadores de la respuesta inmune.

Todas esta propiedades mencionadas se pueden obtener haciendo uso de la gel de la planta a manera de jugo, Mario Mejia 1999, menciona en su libro que macerar el gel del aloe, contribuye a la cicatrización de heridas y ampollas presentes en la ubre del ganado bovino.

Por las razones expuestas, la sábila es la planta de mayor elección y de una gran acogida en las distintas poblaciones como tratamiento a diversas enfermedades.

Menta (*Mentha spicata*)

Esta planta es perteneciente a la familia de las Labiadas, posee tallo velloso, de unos 60 cm de altura, hojas avoadas, dentadas y muy aromáticas. Las flores están recogidas en espigas terminales cilíndricas, finas y delicadas y consisten en corolas de cinco minúsculos pétalos de color rosa.

Puede ser cultivada en jardines y huertos, crece espontáneamente en cunetas, en los pastos de montaña, bosques, prados y junto a las zanjas de los ríos, su floración se da en los meses de junio a septiembre.

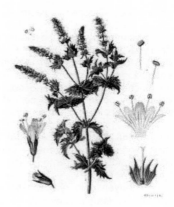

Entre sus componentes activos encontramos el aceite esencial compuesto por mentol, metona, pineno, felandreno, terpineno, candineno, enzimas oxidasa y peroxidasa, vitamina C, ácido cafeínico, ácido clorogénico, ácido fumárico, flavenoides y taninos. Todos ellos con diversas propiedades como antifermentativas, calmantes, refrescantes, antisépticas y su mayor uso probado en veterinaria de este aceite, ha sido como antiespasmódico y regulador de la motilidad intestinal en especies menores como cobayas y conejos.

Hierba Mora (*Solanum nigrum*)

Es una planta perteneciente a la familia de las solanáceas, tiene la característica de crecer en cualquier hábitat silvestre alrededor de todo el mundo. Los frutos son bayas globulares centimétricas; verdes cuando inmaduros, se ponen negros, brillantes y lisos al final de la madurez. Contienen grandes concentraciones de solanina, lo que los vuelve muy tóxicos.

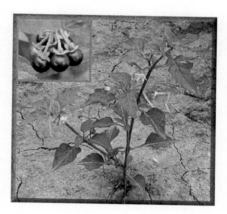

A pesar de que sus frutos son altamente tóxicos, pues lo usa como medio de defensa para depredadores, la utilización de las hojas preparadas por infusión en dosis bajas posee una acción antiinflamatoria en heridas, golpes y laceración que presentes los animales, también se le han atribuido propiedades antipireticas y purgantes, en veterinaria su usa para el tratamiento de dermatitis infecciosas, dado a que ayuda a disminuir el prurito y adicionalmente tiene una función bactericida contra este tipo de padecimiento.

Ajo (*Allium sativum*)

A lo largo de los siglos, el ajo ha sido una especia culinaria muy apreciada.

Hace parte de la familia de las liliáceas, así como el puerro, la cebolleta y las chalotas, que también se distinguen por su fuerte aroma y sabor.

Es una de las plantas que ha sido cultivada por más tiempo y su uso antecede a la historia escrita.

Registros en sánscrito documentan remedios de ajo hace aproximadamente 5.000 años.

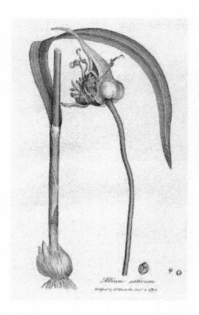

Posee componentes como Vitamina B6 (Piridoxina), la cual está presente en grandes cantidades, también es una fuente de Manganeso, Selenio y Vitamina C, además contiene minerales como Fósforo, Potasio, Calcio, Hierro y Cobre.

Un estudio realizado por Cocco, Bertoni, Perotti y Salvi, en el Departamento de Clínica Animal de la Universidad Nacional de Rio Cuarto (Argentina) en un canino con fractura expuesta contaminada, revelo que el aceite de ajo ayuda a la cicatrización de tejidos blandos, formando tejido de granulación y cicatrizando la herida completamente a los 21 días de tratamiento con este compuesto.

También resaltan algunas otras propiedades del uso del ajo como: disminuir niveles de azúcar en sangre, inhibir la agregación plaquetaria y activar la fibrinólisis en heridas e inflamaciones de la piel.

En un estudio realizado por este autor mencionando a Baiza 2014 se logró la actividad antiparasitaria del ajo mencionando que de esta hierba se usa el bulbo sobre todo para tratar las lombrices intestinales, y, en menor medida, otros helmintos parásitos internos (áscaris, tenias, tricocéfalos), su acción es efectiva debido a sus componentes, cuenta con la presencia de alicina y alilsulfuro que son los responsables de la actividad antiparasitaria del ajo. El ajo por su contenido alto de alicina describe tener propiedades antiparasitarias que inhiben el metabolismo de crecimiento hasta en un 50%.

Cardo Mariano (*Silybum marianum*)

El cardo mariano es una planta nativa de las regiones mediterráneas de Europa, norte de Africa y Oriente Medio, de esta planta se utilizan principalmente sus semillas y raíces con fines medicinales desde hace más de 2000 años. Es una de las pocas hierbas medicinales que ha sido aceptada ampliamente por la ciencia convencional por su valor medicinal significativo.

Se han asilado 3 compuestos químicos importantes; silicristina, silidianina y silibina que al mezclarlas dan como resultado la silimarina.

Esta sustancia se ha usado en animales de compañía, pues ayuda en casos de daño hepático o renal, hepatitis, ictericia, leptospirosis y recuperación de la parvovirosis.

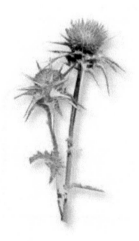

En diversas investigaciones a lo largo del mundo, se resalta la acción del cardo mariano no solo en la prevención del daño hepático sino también en la reparación de este órgano vital para el funcionamiento fisiológico de los animales.

El cardo mariano protege al hígado de la oxidación, es decir, es un potente antioxidante, disminuyendo los niveles de radicales libres en el organismo, previniendo así enfermedades como el cáncer, enfermedades cardiacas, artritis, entre otras.

Pero no solo ayuda a prevenir el daño hepático, esta planta también ha sido utilizada en el alivio de los síntomas de la pancreatitis en perros, prevenir el cáncer y en algunos casos, contribuye a la mejora del animal con diabetes, aunque no lo cura del todo, favorece que el animal no reciba grandes dosis de insulina.

Paico (*Chenopodium ambrosioides*)

Es una planta también conocida en varios países latinoamericanos como paico macho, apazote, epazote o ipazote, es una planta originaria de Centroamérica y de distribución mundial, que ha sido ampliamente usada como antiparasitario. Se trata de una planta herbácea de una altura de 40 cm., con hojas ovales y pequeñas flores verdes. El ingrediente activo con propiedades antiparasitarias del paico es el ascaridol.

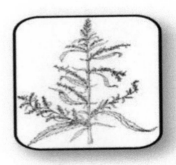

La infusión de paico puede ser también utilizada como antiparasitario en animales, precisamente, un estudio reciente realizado en Tunja, Boyacá por Rodríguez y

Carvajal (2011), permitió comprobar la eficacia de la infusión de paico como antiparasitario usado en gallos de pelea.

Adicionalmente un estudio realizado por un grupo de la Universidad Cooperativa de Colombia, arrojo que la infusión de paico en dosis mínimas, controla el ciclo biológicos del *Ancylostoma sp,* presente en caninos.

De igual manera se ha comprobado su efecto antiparasitario en animales como los bovinos jóvenes en el Ecuador, para el control del *Trichostrongylus sp,* ofreciendo la infusión que se ha venido mencionando, con porcentajes entre 87 y 100% de efectividad.

Se recalca que el principal uso veterinario de esta planta es como antiparasitario en cualquier tipo de animal, por medio de la infusión de esta, ayuda al control de parásitos como el *Ancylostoma y Trichostrongylus.*

Ortiga (*Urtica dioica*)

Es una planta arbustiva perenne, de aspecto tosco que puede llegar a alcanzar los 150 cm de altura, es cosmopolitan, crece en regiones altas, se halla en cualquier lugar donde habite el ganado y el hombre.

Se cría en suelos ricos con nitrógeno y húmedos, también crece en corrales, huertos, a lo largo de los caminos, muros de piedra, en campos abiertos y hasta en montañas.

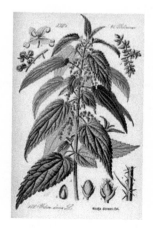

La ortiga es una planta a la cual se le atribuyen variadas propiedades a nivel de medicina veterinaria debido a sus componentes, algunos de ellos son:

- Vitaminas (A, B2, C, K, ácido fólico y pantotenico)
- Minerales (Hierro, nitrato de K, nitrato de Ca y sílice)
- Clorofila
- Betacarotenos
- Aceite esencial
- Taninos
- Musilagos
- Enzimas

Los pelillos urticantes de la ortiga contienen

- Ácido fórmico
- Colina
- Acetil Colina
- Histamina
- Ácido acético

Sus propiedades comprobadas en campo ayudan al control de los siguientes problemas:

- Anemia
- Diarreas
- Edemas
- Disquinesia biliar
- Sirve como astringente
- Expectorante
- Diurético y
- Hemostático

No presenta efectos secundarios ni contraindicaciones a nivel de las dosis terapéuticas.

REPORTES DE CASO

CASO 1: Aplicación de la Fitoterapia en un Canino con pérdida de tejido cutáneo en la región medial de las vértebras caudales (cola) causada por accidente vehicular – Application of Phytotherapy in a Canine with loss of skin tissue in the middle region of the caudal vertebrae (tail) caused by vehicular accident

Plazas Hurtado Sebastian[1*], Vargas López Stefany[1], Gutiérrez Torres Julián David[1]; Escobar Carlos Andres[2]

1 Estudiantes de Medicina Veterinaria y Zootecnia, Universidad de la Amazonia
2 Médico Veterinario y Zootecnista, Docente Universidad de la Amazonia
*Autor para correspondencia: plazas9313@gmail.com. Calle 30 No. 2E-52 Barrio El Cunduy Florencia-Caquetá

RESUMEN

Se realizó un tratamiento fitoterapeutico y tradicional en un canino mestizo, hembra, de aproximadamente 2 años de edad de color blanco, el cual se recogió en la estación de servicio El Chorro del municipio de Florencia-Caquetá. El animal evidenciaba una pérdida de tejido cutáneo en la región medial de las vértebras caudales (cola) con un diámetro de 6cm, a causa de un trauma vehicular. En el examen clínico se observa una actitud agresiva, debido al dolor así como la presencia de alopecia generalizada y formación de costras epidérmicas en lado derecho a nivel del hipocondrio abdominal, esto por prurito intenso presuntamente debido a micosis. Se realizó cuadro hemático, coprológico y raspado de piel, los cuales mostraron anemia normocítica hipocrómica regenerativa, hiperproteinemia, leucocitosis con neutrofilia, linfocitosis, eosinofilia, presencia de strongylus y positivo a hongos, respectivamente. Se inicia un plan fitoterapeutico a base de espinaca, hígado y lentejas en forma de batido para la anemia, como desparasitante natural se emplearon dientes de ajo y gelatina sin sabor con verdemint para que se llevara a cabo el secado y la cicatrización de la laceración, de igual manera se utilizó el gel de la sábila (aloe vera) para potencializar el efecto cicatrizador y regeneración de tejido epitelial, así como agente antifungico contra la micosis presentada. Se observa evolución en la laceración después de los 45 días de aplicación del tratamiento con una regeneración de las capas epiteliales que recubren el músculo. En cuanto a las demás alteraciones se notó mejoría en el recuento celular y desaparición de la micosis y el parásito gastrointestinal, sin dejar secuelas que afecten su calidad de vida.

Palabras Claves: Hiperproteinemia, eosinofilia, normocítica, hipocromía, anemia

ABSTRACT

A phytotherapeutic and traditional treatment was performed on a mongrel canine, female, approximately 2 years old, white, which was collected at the El Chorro service station in the municipality of Florencia-Caquetá. The animal showed a loss of cutaneous tissue in the medial region of the caudal vertebrae (tail) with a diameter of 6cm, due to vehicular trauma. In the clinical examination an aggressive attitude is observed, due to the pain as well as the presence of generalized alopecia and formation of epidermal crusts on the right side at the level of the abdominal hypochondrium, this due to intense pruritus presumably due to mycosis. Hematological, coprological and skin scraping was performed, which showed regenerative hypochromic normocytic anemia, hyperproteinemia, leukocytosis with neutrophilia, lymphocytosis, eosinophilia, presence of strongylus and positive to fungi, respectively. A phytotherapeutic plan based on spinach, liver and lentils in the form of a shake for anemia was started, as a natural dewormer, garlic and unflavored gelatin with green mint were used to carry out the drying and healing of the laceration, Likewise, aloe vera gel was used to potentiate the healing effect and regeneration of epithelial tissue, as well as antifungal agent against the presented mycosis. An evolution in the laceration is observed after 45 days of treatment application with a regeneration of the epithelial layers that line the muscle. Regarding the other alterations, there was an improvement in the cell count and the disappearance of the mycosis and the gastrointestinal parasite, without leaving sequels that affect their quality of life.

Key Words: Hiperproteinemia, eosinophilia, normocytic, hypochromic, anemia

---

INTRODUCCIÓN

La botánica y la fitoterapia se han usado a lo largo de la historia para tratar afecciones en el organismo de los animales humanos y no humanos, con resultados bastante notorios en cuanto a la mejoría del estado de salud de los organismos tratados. Al pasar los años, algunas tradiciones naturales se han mantenido, mientras se estudian las causas y propiedades por las que ciertas plantas pueden presentar cualidades terapéuticas y ayudar en cuanto a la mejora del bienestar.

Actualmente en los países occidentales, en los que se usa principalmente la medicina alopática, el 25% de los medicamentos tienen su origen de plantas medicinales. Varios países europeos hacen un amplio uso de plantas medicinales y sus derivados, esto debido a que las plantas medicinales permiten realizar tratamientos complementarios que logran reemplazar parcial o en ocasiones totalmente la medicina alopática (Stübing Martinez, 2013).

Para el uso terapéutico de ciertas plantas, es necesario conocer la descripción de las plantas, así como su adecuado uso y dosificación, para no generar reacciones negativas en los organismos animales. Para esto es preferible consultar con conocedores del tema y así aprovechar los beneficios de la mejor manera posible. Se logran usar tinturas madres, infusiones o maceraciones de plantas para aprovechar los principios medicinales de las plantas, y así lograr exponer sus beneficios a la terapéutica animal (Garcia Romero, 2012).

El objetivo de este trabajo es suplir las necesidades del animal partiendo desde las lesiones primarias observadas, estudiadas y examinadas para posteriormente empezar un tratamiento que en este caso sería fitoterapeutico bajo supervisión profesional de tal manera que las técnicas utilizadas no repercutieran en el organismo del animal como en ocasiones ocurre con muchos de los fármacos utilizados para algunas afecciones.

La capacidad de respuesta a una agresión de un tejido es determinada por una serie de eventos que, de manera progresiva, se activan para restablecer las condiciones de integridad que este haya tenido antes de ser afectado. Previamente a considerar los procesos de reparación tisular, es importante tener presente que la cicatrización es el resultado de la regeneración de los tejidos y del cierre de una herida; no se trata de un fenómeno aislado y su evolución está condicionada por una serie de factores bioquímicos a nivel de la solución de continuidad que representa la lesión, por unos cambios en las estructuras tisulares y por una serie de procesos que determinan la formación de la cicatriz. Jettanacheawchankit citado por (Prosopio *et al 2011*)

Fitoterapia se define como la ciencia del uso extractivo de plantas medicinales, las propiedades terapéuticas de las plantas se encuentra en su momento más intenso debido a los constantes descubrimientos de nuevas especies de plantas con numerosos efectos farmacológicos, siendo la fitoterapia así una de las medicinas más antiguas y utilizadas en todo el mundo ya que el hombre mantiene en constante contacto con la naturaleza. (Aeropagita, Escobedo 2007)

En cuanto la anemia se define como la falta de hemoglobina y con ello de oxigeno por lo que se observa debilidad corporal, disnea, fragilidad ante infecciones y aumentos de pesos insatisfactorios. Cuando la anemia es regenerativa se debe a la pérdida o destrucción periférica de eritrocitos, a causa de la menor capacidad de la sangre para transportar oxígeno, su consecuencia fisiológica es la hipoxia tisular. Si es normocitica quiere decir que los glóbulos rojos están de tamaño normal pero su número es bajo. Si nos referimos a hipocromica es fundamentada por la falta de hierro, elemento importante en la constitución de la hemoglobina. (Messent, Salas, Vilaseca 2012)

La hiperproteinemia es la concentración elevada de alguna de las proteínas plasmáticas en sangre, se puede presentar debido a la mala síntesis de proteínas séricas en el hígado, glomerulopatias que hace referencia a una mala filtración de proteínas, un déficit en la alimentación y una deshidratación alta. (Neil 2006)

La eosinofilia es la presencia de una cantidad anormalmente alta de eosinofilos en la sangre, cuando estos eosinofilos superan la cifra normal se le atribuye a una enfermedad en respuesta inmunitaria del organismo que puede indicar presencia de parásitos y alergias que puede ser causada por intoxicaciones, hipersensibilidad o en casos de estrés sistémico. (Quintana 2012)

Bajo la denominación de micosis se agrupan una serie de enfermedades muy variadas en cuanto a sus manifestaciones clínicas, que se encuentran producidas por hongos, tanto miceliales como unicelulares (levaduras). Se trata de un grupo de enfermedades de creciente importancia, fundamentalmente por las siguientes razones: Se trata de microorganismos ubicuos en la naturaleza, con amplia distribución en el ambiente, y por lo tanto, de erradicación imposible. La problemática que presenta el diagnóstico de estas enfermedades, ante la dificultad de relacionar los conceptos clínicamente tan diferentes en un individuo de presencia/infección/enfermedad. Dificultad en la prevención de estas enfermedades, con ausencia casi total de vacunas (Cruz 2005).

En el caso presentado, se clasifica una micosis superficial que según (Cruz 2005) Son causadas por hongos que atacan las capas externas de la piel, pelo y pezuñas, como la afección de las micosis superficiales son a nivel del estrato córneo no hay respuesta inmunitaria y no hay producción de anticuerpos, porque los agentes etiológicos no van a llegar a atravesar más allá de esta capa para estimular una respuesta. Sí puede haber inflamación en el sitio de la lesión, pero no se puede demostrar la presencia de anticuerpos por lo que no habrá reacciones serológicas.

El *Aloe vera* es una planta de la familia *Xanthorrhoeaceae*, de hojas gruesas, lanceoladas, espinosas y carnosas. Tiene efectos antimicrobianos debido a las sustancias que contiene, como la aloetina, que neutraliza el efecto de las toxinas microbianas, y la saponina, que actúa como antiséptico. Además, tiene componentes antiinflamatorios como la emolina, la emodina y la barbaloina, que generan ácido salicílico, y los fitosteroles, que también tienen efectos antiinflamatorios. Podemos mencionar, asimismo, efectos cicatrizantes por su contenido de fosfato de manosa, carricina, que refuerza el sistema inmune, y hormonas vegetales, que ayudan a la reparación de tejidos y el crecimiento celular. Vogler y Ernst citados por (Prosopio *et al 2011*)

Desde hace mucho tiempo se viene utilizando el *Aloe vera* en la medicina tradicional debido a su efecto cicatrizante. Además, estudios en ratas han demostrado que un polisacárido extraído del *Aloe vera* estimula factores de crecimiento y proliferación tisular como el factor de crecimiento queratinocítico (KGF-1), el factor de crecimiento endotelial vascular (VEGF) y la producción de colágeno tipo I. Jettanacheawchankit citado por (Prosopio *et al 2011*).

Además, Gampel 2006 en su guía de orientación del Aloe Vera destaca una actividad esencial, la cual es estimular la proliferación y crecimiento de los fibroblastos, la angiogénesis y el proceso de reepitelización con el consiguiente aumento del colágeno y reparación de los tejidos lesionados. Es de destacar que la cicatrización de heridas y ulceraciones se acelera sensiblemente, tanto con la administración oral del jugo de Aloe Vera como con la aplicación tópica o local del gel de Aloe Vera.

El objetivo más importante de este trabajo es determinar porque se presentan estas afecciones en el canino de manera tal que se le diagnostique un tratamiento adecuado con ayuda de la medicina alternativa contribuyendo al mejoramiento de semblante y salud que son los componentes más importantes cuando hablamos de bienestar para los animales.

MATERIALES Y METODOS

ANAMNESIS

Se ingresa a consulta un canino, hembra recogida de la calle, de raza mestiza de aproximadamente 2 años de edad, color blanco con regiones manchadas de un café claro. El animal principalmente presenta un severo estado de decaimiento (Figura 1) y una laceración en la porción medial de la cola y alopecia generalizada con costras epidérmicas (Figura 2). Al indagar por la zona en la que se halló este, se obtuvo conocimiento de un accidente anterior en el que se vio involucrado el canino, por lo cual se supone como origen de las heridas.

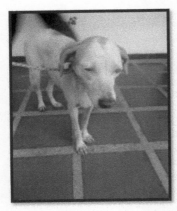

Figura 1: Aspecto inicial del paciente

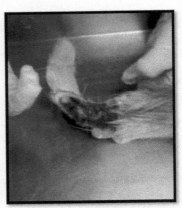

Figura 2: Aspecto de la lesión

EXAMEN CLÍNICO

En la valoración clínica, encontramos los signos fisiológicos dentro de los rangos establecidos para la especie, con un peso de 16.5 kg, el cual se estableció como acorde al tamaño del canino. La paciente presentaba mucosas conjuntivales inyectadas y como se mencionó anteriormente, alopecia generalizada con costras epidérmicas.

PLAN DIAGNÓSTICO

Para conocer con exactitud la condición general del paciente, se solicitaron exámenes de cuadro hemático, raspado de piel y coprológico. Los resultados obtenidos fueron:

Cuadro hemático: anemia normocítica hipocrómica regenerativa, hiperproteinemia, leucocitosis con neutrofilia, linfocitosis y eosinofilia.

Tabla: 1 Cuadro Hemático #1

ANALITO	RESULTADO	REFERENCIA
HEMATOCRITO	35	37 -55 L/L
HEMOGLOBINA	11	12 – 18 g/L
CGMH	310	320 – 360 g/L
LEUCOCITOS	27,6	6,0 – 17,0 x10^6/L
NEUTRÓFILOS	16,8	3,0 – 11,5 x10^9/L
LINFOCITOS	6,1	1,0 - 4,8 x10^9/L
EOSINOFILOS	3,6	0,1 – 0,9 x10^9/L

Este tipo de anemia es dada como consecuencia de una falta de la fijación de hierro en los glóbulos rojos, esto ocurre generalmente por la no disponibilidad de hierro en la medula ósea en el proceso de la eritropoyesis, causado generalmente por la falta de este mineral en el organismo. La leucositosis con neutrofilia y la linfocitosis nos dirigen a analizar un proceso infeccioso que aqueja el animal, y la eosinofilia nos lleva a pensar en dos causas principales que son parasitosis interna y alergias. La hiperproteinemia principalmente es generada por procesos de deshidratación o hemorragias (Villier y Blackwood 2012).

Raspado de piel: Positivo para hongos, esporas micóticas y una cruz para bacterias.

Tabla: 2 Raspado de piel# 1

OBSERVACIONES	RESULTADO
HONGOS	POSITIVO
BACTERIAS	POSITIVO
ESPORAS MICÓTICAS	POSITIVO

Algunas hifas de hongos y bacterias hacen parte de la microbiota normal de los animales, pero cuando esta se altera, pueden aparecer síntomas dermatológicos que generan problemas en la salud de estos animales (Foster y Foil 2013).

Coprológico: Positivo para *Strongylus sp.*

TRATAMIENTO

Nos centramos en el uso de la medicina alternativa, para lo que se usó:

Organopreparados a base de hígado, lenteja y espinaca, administrados de manera oral como coadyuvante en el proceso regenerativo de la anemia normocítica presentada. Estos productos generan una fuente significativa de enzimas, proteínas y minerales digestibles que suelen ser asimilados y aprovechados por el organismo.

Ajo administrado por vía oral como tratamiento directo contra la especie *Strongylus sp,* que generalmente se localiza en el intestino delgado de los perros. Adicionalmente, dado que era una paciente callejera, también se debía plantear una terapia de desparasitación interna.

Sábila con gelatina sin sabor ubicada en la lesión de la cola para permitir el crecimiento de tejido nuevo (Figura 3), y sábila en toda la piel como tratamiento de la alopecia causada por los hongos y las bacterias; Teniendo en cuenta que el animal se lamia la sábila, esto también nos genera una pequeña ayuda en el tratamiento de la parasitosis intestinal.

Baños con jabón natural sarna, para permitir la exfoliación de la piel, la apertura y limpieza de los poros y la restauración del balance bacteriano del tejido dérmico del paciente. La figura 4 evidencia el éxito del tratamiento instaurado, restableciendo el estado anímico del paciente.

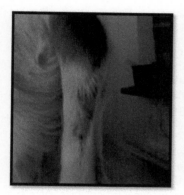 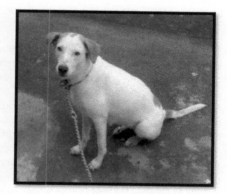

Figura 3: Lesión a los 20 días de tratamiento   Figura 4: Aspecto final del paciente

RESULTADOS Y DISCUSIÓN

Se observan los primeros exámenes con significativas manifestaciones clínicas, las cuales se esperaban encontrar debido al estado en el que se encontraba el paciente. En un primer cuadro hemático se evidenciaron las alteraciones propias de un cuadro infeccioso y anémico, como lo mostro la tabla presentada en la sección anterior, ver (Tabla 1), resultados que concuerdan con la dermatofitosis y parasitosis presentadas en el animal.

Al observarse la enfermedad micótica, se optó por realizar un raspado de piel el cual arrojo un resultado positivo a presencia de hongos, bacterias y esporas micóticas, ver (Tabla 2), aunque dentro de estos exámenes no se realizó un cultivo para aislamiento del agente fúngico responsable de la patología no se desconocen los hallazgos que se hubiesen podido encontrar, Cabañes (2000), menciona que el *Microsporum canis* es la especie más frecuentemente aislada con un porcentaje de 68% en la frecuencia de presentación en los aislamientos ya sea en animales sanos o enfermos.

Para confirmar la posible parasitosis compatible con la eosinofilia y la inapetencia del paciente, se practicó un examen coprológico el cual evidencio la existencia de huevos de *Strongylus sp,* gusano nematodo presente en el intestino delgado de perros y gatos, de este hay 2 especies que afectan a los caninos como lo son el *Strongyloides canis* y *Strongyloides stercolaris* causando infección en ellos si no se hacen los protocolos de desparasitación adecuados para evitarlo (Borchet 1962)

En este caso, se recalca la importancia del uso de la sábila (aloe vera), este fue la base del tratamiento fitoterapeutico implementado, debido a que se comprometía la musculatura de la región medial de las vértebras caudales a una infección secundaria por el trauma causado tras no haber presencia del epitelio que la recubre. La sábila tiene efectos antimicrobianos debido a las sustancias que contiene, como la aloetina, que neutraliza el efecto de las toxinas microbianas, y la saponina, que actúa como antiséptico. Además, tiene componentes antiinflamatorios como la emolina, la emodina y la barbaloina, que generan ácido salicílico, y los fitosteroles, que también tienen efectos antiinflamatorios, por estas características fue también efectivo contra la dermatofitosis, desapareciendo el agente etiológico, las zonas alopécicas, el prurito intenso y los eritemas. (Vogler y Ernst citados por Prosopio *et al 2011*).

En adición, observamos que la gel del Aloe Vera, fue eficaz para el crecimiento tisular en la zona afectada por el trauma vehicular, Jettanacheawchankit citado por (Prosopio *et al 2011),* asegura que el Aloe vera estimula factores de crecimiento y proliferación tisular como el factor de crecimiento queratinocítico (KGF-1), el factor de crecimiento endotelial vascular (VEGF) y la producción de colágeno tipo I, pues al pasar de los días se evidenciaba la aparición de las capas epiteliales que recubren el músculo y el crecimiento del pelo en esta región.

Pese a que faltan trabajos que aporten información necesaria acerca de cómo actúan cada uno de los compuestos del organopreparado en la anemia, nos centramos en el resultado obtenido en el último cuadro hemático realizado (Tabla 3), después de terminar el tratamiento, de igual forma el conocimiento aportado por el médico tratante fue también importante, ya que aseguro que este batido es una fuente alta de hierro, necesario para reestablecer los valores hematológicos presentes en la enfermedad.

Tabla 3: Cuadro Hemático #2

ANALITO	RESULTADO	REFERENCIA
HEMATOCRITO	37	37 -55 L/L
HEMOGLOBINA	12	12 – 18 g/L
CGMH	330	320 – 360 g/L
LEUCOCITOS	9,1	$6,0 – 17,0 \times 10^6$/L
NEUTRÓFILOS	6,4	$3,0 – 11,5 \times 10^9$/L
LINFOCITOS	1,0	$1,0 - 4,8 \times 10^9$/L
EOSINOFILOS	1,0	$0,1 – 0,9 \times 10^9$/L

Baiza (2014) resalta la función del ajo (*Allium savitum*), en la actividad antiparasitaria mencionando que de esta hierba se usa el bulbo sobre todo para tratar las lombrices intestinales, y, en menor medida, otros helmintos parásitos internos (áscaris, tenias, tricocéfalos), su acción es efectiva debido a sus componentes, cuenta con la presencia de alicina y alilsulfuro que son los responsables de la actividad antiparasitaria del ajo. El ajo por su contenido alto de alicina describe tener propiedades antiparasitarias que inhiben el metabolismo de crecimiento hasta en un 50%. Teniendo en cuenta estas consideraciones, al terminar los días de tratamiento con el ajo, se practicó un examen coprológico, que confirmo la eliminación del parasito encontrado en un primer examen.

El uso a nivel local y sistémico de la sábila junto con la gelatina sin sabor, potencializo el efecto curativo en la herida causada por el trauma, al verse la severidad de la lesión, se descartó el crecimiento del pelo en la zona afectada, pero fue ahí donde esta combinación actuó, favoreciendo el crecimiento del mismo, sin embargo, no de manera total sino parcial, igualmente el bienestar del paciente cambio de manera significativa, al verse el cambio en su actitud, dejando de ser agresivo y tímido, a ser cariñoso y activo, destacando así los beneficios que puede traer el manejo de la fitoterapia en la veterinaria.

CONCLUSIONES

A pesar de que la efectividad de los tratamientos alternativos no ha sido comprobada, observamos que el paciente tratado presento mejoras significativas, en su zona afectada, adicionalmente su afectación sanguínea desapareció gracias al batido brindado, todo esto basado en métodos de tradición oral y/o medicina alternativa

Otro de los factores que influyó, para que el tratamiento tuviese éxito, fue el brindarle las necesidades primarias al animal, empezando por ofrecerle alimentación balanceada y un hogar los cuales contribuyeron no solo a mejorar su calidad de vida, sino a que la regeneración epitelial y en general su recuperación fuesen satisfactorias.

BIBLIOGRAFÍA

1. David Alejandro Baiza. 2014. Evaluación del efecto nematocida gastrointestinal y de niveles de hematocrito y hemoglobina de dos diferentes presentaciones de ajo (*Allium savitum*) por vía oral, en perros tratados mayores de 90 días de edad. Tesis de pregrado. Recuperado de: http://www.repositorio.usac.edu.gt/916/1/Tesis%20Med%20Vet%20David%20Baiza.pdf

2. Cabañes F.J. 2000. Dermatofitosis animales. Recientes avances. Revista Iberoamericana de Micología. 17: S8-S12. Recuperado de: http://www.reviberoammicol.com/2000-17/S08S12.pdf

3. Aeropagita Erandini Escobedo Hernández. Interpretación de los análisis de laboratorio. Tesis de trabajo de grado. Facultad de Medicina Veterinaria y Zootecnia. Morelia.Michuacan. Junio del 2007. Disponible en: http://www.vetzoo.umich.mx/phocadownload/tesis/2007/julio/interpretacion%20de%20los%20analisis%20de%20laboratorio%20clinico%20en%20el%20paciente%20canino.pdf.

4. Peter R Messent, MA, // Anna Salas, PhD // Luis Vilaseca, DVM, MSC. Parásitos intestinales del perro y el uso de hierbas en la dieta. 2012. Páginas 1-8. Disponible en: http://www.affinity-

petcare.com/veterinary/sites/default/files/parasitosis_intestinales_perro_y_u
so_hierbas.pdf.

5. Orozco S. Quiroz V. Gómez L. Villegas J. 18 de septiembre de 2006. Piometra y gestación simultánea en una perra, reporte de caso. Informativo Veterinario   ARGOS.   Recuperado   de: http://argos.portalveterinaria.com/noticia/1459/articulos-archivo/piometra-y-gestacion-simultaneos-en-una-perra:-reporte-de-un-caso..html

6. Mvz Cruz Filemon. 2005. Micosis. Universidad Nacional Autonoma de Mexico.   Ammveb.   Recuperado   de: http://www.ammveb.net/clinica/micosis.pdf

7. Prosopio D. Torres J. Valdivia E. Salinas E. De los Rios M. Mayo-Agosto 2011. Efecto del Aloe Vera en la Cicatrización de Lesiones Gingivales. Científica Revista de la Universidad Científica del Sur. Vol. 8 No. 2, pág 98-103.Recuperado   de: https://www.cientifica.edu.pe/sites/default/files/cientifica8_2.pdf

8. García Romero, C (2012). Las terapias naturales en ganadería ecológica, Fitoterapia Veterinaria. Recuperado el 20 de Noviembre de 2017, de Agroecología Net: http://www.agroecologia.net/wp-content/uploads/2013/05/articulo-ae13-fitoterapia-ge13.pdf

9. Stubing Martinez, G (2013). Universidad de Valencia. Recuperado el 20 de Noviembre   de   2017,   de   Fitoterapia   Aplicada: https://www.uv.es/ramcv/2013/050_VII_I_Dr_Stubing_Fitoterapia_aplicada.pdf

10. Foster, A. Foil, C. 2013. Dermatofitosis. Foil, C. Ediciones S. Manual de Dermatología en pequeños animales y exóticos. (Pág. 239-247) Zaragoza. España. Editorial S.A.

11. Villier, E. Blackwood, L. 2012. Alteraciones de los Eritrocitos. Blackwood, L. Ediciones S. Manual de Diagnostico Veterinario en pequeñas especies. (Pág. 47-76) Zaragoza. España. Editorial S.A.

12. Villier, E. Blackwood, L. 2012. Alteraciones en los Leucocitos. Blackwood, L. Ediciones S. Manual de Diagnostico Veterinario en pequeñas especies. (Pág. 83-103) Zaragoza. España. Editorial S.A.

13. Borchet, A. Ediciones S. 1962. Enfermedades Parasitarias de los Animales Domésticos. Zaragoza. España. Editorial S.A.

14. Gampel R. 2006. Guía de Orientación sobre las propiedades terapéuticas del jugo de Aloe Vera (*Barbadensis miller*) y sus aplicaciones. Alicante, España. Euro Éxito Aloe S.L

CASO 2: Uso de la sábila (Aloe vera) en la regeneración muscular de un equino – Use of the sabila (Aloe vera) in the muscular regeneration in an equine

Rojas Salazar, Gustavo Adolfo,1 Rodríguez Betancourth, Camila1; Jaramillo Gomez, Diego Alberto1; Virgen Luján, Antonio Marco2, Valencia Hernández, Andrés Felipe3*

1 Estudiantes Medicina Veterinaria y Zootecnia, Universidad de la Amazonia 2 Médico Veterinario Zootecnista Universidad de Caldas, Esp, M.Sc., Ph.D en Bioética. Docente Universidad de la Amazonia. 3 Médico Veterinario UDCA, Bogotá-Colombia, M.Sc. en Ciencias Veterinarias, Coordinador Área de Clínica de Grandes Animales, Universidad de la Amazonia – Florencia, Caquetá (Colombia).

*Autor para correspondencia: a.valencia@udla.edu.co

Resumen

Se presenta un caso a la clínica veterinaria de grandes animales de la Universidad de la Amazonia en Florencia Caquetá de un equino criollo de 8 años de edad color castaño que sufrió una fuerte lesión en la región del muslo de la extremidad posterior izquierda a causa de un trauma vehicular. En el examen semiológico se evidencia un leve aumento de las constantes fisiológicas presuntamente en respuesta al fuerte dolor y la manipulación a la que estaba siendo sometido; a la inspección se denoto compromiso total del paquete muscular compuesto por el tensor de la fascia lata, glúteo medio y superficial, bíceps femoral y semimembranoso. Se realiza aislamiento e identificación de bacterias de la herida donde se aislaron cocos Gram Positivos y en el antibiograma realizado mediante la técnica de disco de difusión en agar Mueller-Hinton donde se empleó la eritromicina, amoxicilina, penicilina, cloxacilina, oxitetraciclina, estreptomicina, sulfametoxazol, neomicina y gentamicina se observó total resistencia por parte de los microorganismos aislados a los primeros ocho agentes antibióticos y sensibilidad a la gentamicina. Se inicia un plan terapéutico con fluidoterapia, antibiótico, analgésico y un ungüento de fabricación artesanal compuesto por sábila, panela y gelatina sin sabor como cicatrizante, repelente y antiflogístico. Pasado un mes se observa regeneración total del músculo y la única secuela en el animal es una leve cojera.

Palabras clave: Equino, Regeneración Muscular, Sábila, Aloe vera, Gelatina sin sabor.

Abstract

A case to the veterinary clinic for large animals at the University of the Amazon in Florencia, Caqueta a creole equine 8 years old chestnut that suffered a severe injury in the thigh region of the left hind limb is presented because of a vehicular trauma. In the preparatory examination a slight increase in the physiological constants allegedly in response to sharp pain and manipulation that was being subjected is evident; total commitment to inspection package consisting of muscle tensor fascia lata, medium and superficial gluteal, hamstring and was denoted semimembranosus. Isolation and identification of bacteria from the wound where Gram positive cocci were isolated is performed and performed by the antibiogram disc diffusion technique in Mueller-Hinton agar where erythromycin, amoxicillin, penicillin, cloxacillin, oxytetracycline, streptomycin, sulfamethoxazole was used , neomycin and gentamicin total resistance was observed by the microorganisms isolated to the first eight antibiotic agents and sensitivity to gentamicin. A therapeutic plan with fluid, antibiotic and analgesic ointment composed of aloe handmade, brown sugar and unflavored gelatin as healing, repellent and antiphlogistic starts. A month total regeneration of the muscle and the only sequel in the animal seen is a slight limp.

Keywords: Equine, Muscular Regeneration, Aloe Vera, Unflavored gelatin.

Introducción

Los músculos son una estructura orgánica que mediante un proceso mecánico logran producir la locomoción en un organismo vivo, además se insertan en los huesos y con esto se obtiene el sostén del cuerpo (Getty, 1982). Köning & Liebich (2008) mencionan que los músculos logran diferenciarse desde las capas embrionarias y destaca la transformación de energía química (obtenida a partir del metabolismo) en energía mecánica o energía térmica como una de sus principales cualidades.

De palabra de Dellman & Carithers (1999) la miogénesis tiene origen en el mesodermo cuando las células mesenquimáticas logran diferenciarse en mioblastos que se alinean y fusionan por sus extremos formando los miotubos que van adquiriendo las características de una célula muscular como tal; a la periferia de este miotubo se van agregando otros mioblastos y miotubos para dar origen a la célula muscular definitiva.

Geneser (2000) es enfático en afirmar que algunos mioblastos persisten bajo la forma de células satélite, a partir de las cuales se puede desarrollar nuevas fibras durante la regeneración y quizá también en relación con la hipertrofia de un músculo debido a entrenamiento. La regeneración muscular se lleva a cabo por fusión de las células satélites entre sí para formar nuevas células musculares o con las ya existentes para reparar porciones lesionadas. Cuando la red de fibras reticulares que recubre las células musculares denominado endomisio se encuentra intacto la regeneración es mucho más exitosa, el musculo muy deteriorado podría reemplazarse con tejido conectivo (Dellman & Carithers, 1999).

Aspinal & O´Reilly (2007) mencionan que de acuerdo a su función y características morfológicas e histológicas el tejido muscular puede clasificarse en músculo estriado y músculo liso.

La musculatura esquelética o estriada denominada de esta manera por la presencia de proteínas contráctiles como actina y miosina que confieren al músculo su apariencia estriada cuando se observa al microscopio es la encargada de los movimientos voluntarios o conscientes mediante la utilización del cerebro para generar la locomoción. Para que pueda producirse la contracción de las células musculares y por consecuencia el movimiento debe haber una acción de células nerviosas denominadas neuronas motoras y este binomio se conoce como unidad motora. La unidad motora consta entonces de una neurona motora y las fibras musculares esqueléticas que inerva pudiendo ser desde una hasta cientos las fibras inervadas (Bailey, 2010). La inervación proviene de nervios cerebroespinales (Köning & Liebich, 2008).

El tipo de células musculares que no presentan al microscopio óptico ninguna estriación transversal se denominan células musculares lisas. Este grupo de células se encuentra presente en regiones de cuerpo de control involuntario como endotelio, vísceras, tracto respiratorio y útero. Presentan características particulares como estar inervados por el sistema nervioso vegetativo y por contener como elementos contráctiles, al igual que la musculatura esquelética, filamentos de actina y miosina, que sin embargo no están organizados en sarcomeros y que solo son evidenciables histológicamente bajo determinadas condiciones (Ehrlein, 2005).

En cuanto a los músculos situados sobre la extremidad posterior, Getty (1982) los agrupa de la siguiente manera: sublumbares, laterales de la cadera y el muslo, mediales del muslo, craneales del muslo y los músculos de la pierna y pie.

El grupo de músculos laterales de la cadera y craneales del muslo lo conforman el tensor de la fascia lata, glúteo superficial, glúteo medio, bíceps femoral, recto femoral, semimembranoso y cuádriceps femoral; todos con una función en común, la extensión de la articulación femorotibiorrotuliana y la flexión de la cadera.

El presente trabajo pretende exponer el proceso de regeneración de un paquete de músculos laterales de la cadera y el muslo izquierdo de un equino luego de sufrir un trauma por accidente vehicular.

Materiales y métodos

Anamnesis

Se presenta un caso de un equino macho castrado color castaño de 8 años de edad y 250 kg de peso aproximadamente que sufrió un trauma en la extremidad posterior izquierda ocasionado por accidente vehicular.

Se somete el equino al examen clínico donde se evidenció una solución de continuidad con abrasión generalizada sobre la región de músculos laterales y del muslo izquierdo con evidente proceso de necrosis, hemorragia copiosa y desprendimiento casi total de la piel (Figura 1). Los músculos afectados fueron tensor de la fascia lata, glúteo medio y superficial, bíceps femoral y semimembranoso según la anatomía descrita por Getty (1982). Se calcula en dicho examen semiológico una frecuencia cardiaca de 76 LPM, frecuencia respiratoria de 30 LPM, 5 segundos de TLLC y 39,5°C donde según las constantes fisiológicas mencionadas por Ramírez (2011) el animal presentaba leve aumento de la frecuencia cardiaca y respiratoria presuntamente en respuesta al estrés ocasionado por el dolor y la manipulación. Se solicitan exámenes paraclínicos como cuadro hemático (Tabla 1) y cultivo de microorganismos y antibiograma de la región afectada para emitir un tratamiento antibiótico adecuado.

Previo a iniciar el tratamiento se hace necesaria la aplicación de 6 mg/kg IV de etamsilato de sodio debido a que Molina, *et al* (2008) lo describe como un agente hemostático y antihemorrágico que ejerce un efecto positivo sobre la agregación y secreción plaquetaria y con este logró cesar la hemorragia. El plan terapéutico inicia con la limpieza y desinfección de la herida con NaCl 0,9% y solución yodada acompañado de la aplicación de 5 mg/kg IM de ceftiofur sódico como antibioterapia provisional e instaurar una definitiva luego de los resultados del antibiograma; como tratamiento analgésico se aplica 1,1 mg/kg IM de flunixin meglumine cada 12 horas pese a que Adams (2003) lo describe como un potente analgésico que alcanza un pico de concentración plasmática en 30 minutos, tiene un efecto máximo de 16 horas y ha sido utilizado para tratar el dolor que solo puede responder a los opiáceos.

Se realiza un bloqueo epidural caudal con el fin de realizar exéresis de las porciones de piel y músculos necrosados y comenzar a manejarlo como una herida abierta. Después de dicho procedimiento la herida comenzó a tomar una tonalidad rosada (Figura 2) desapareciendo el mal olor percibido en la exploración clínica inicial.

Las limpiezas con la solución yodada se realizaron a diario y aunado a esto se comenzó a aplicar localmente un ungüento casero con excelentes resultados a nivel experimental como cicatrizante, antiséptico y repelente; se empleó la pulpa de sábila mezclada con polvo de panela el cual era aplicado directamente en la región afectada y seguidamente se aplicaba gelatina sin sabor encima de esta mezcla (Figura 3). Se realiza diariamente fluidoterapia con soluciones isotónicas.

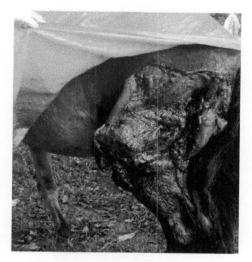

Figura 1. Aspecto inicial de la lesión.

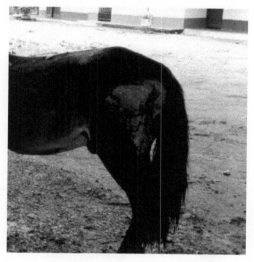

Figura 2. Luego de exéresis de tejidos necrosados

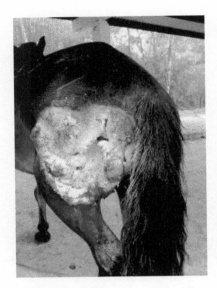

Figura 3. Gelatina sin sabor encima de la mezcla de sabila y panela rayada

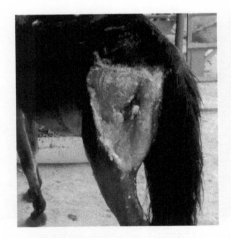

Figura 4. Herida a los 15 días.

En el resultado de aislamiento e identificación de bacterias se aislaron cocos Gram Positivos y en el antibiograma realizado mediante la técnica de disco de difusión en agar Mueller-Hinton en el cual se empleó la eritromicina, amoxicilina, penicilina, cloxacilina, oxitetraciclina, estreptomicina, sulfametoxazol, neomicina y gentamicina se observó resistencia por parte de los microorganismos aislados a los primeros ocho agentes antibióticos y sensibilidad a la gentamicina.

A pesar que el ceftiofur sódico no fue incluido dentro del examen se opta por continuar empleándolo como agente antibiótico puesto que la gentamicina no se distribuye efectivamente sobre la piel y musculos y además su espectro es a fin hacia los Gram Negativos, en cambio, el primero tiene un mayor espectro contra cocos Gram Positivos (como los aislados) y su distribución es excelente en todos los tejidos del cuerpo incluidos los de interés en este caso (Sumano & Ocampo, 2006). Con el uso del ceftiofur sódico también se pretendía impedir la infección secundaria con agentes del genero *Clostridium sp.*

Entendiendo los efectos gástricos del flunixin meglumine causados por el bloqueo de ciclooxigenesas no selectivas se suministró en la dieta normal del animal cáscaras de plátano para que actuaran como un protector de la mucosa gástrica.

Tabla 1. Resultados del Cuadro Hematico

Analito	Valores de Referencia	Primer Hemograma
Eritrocitos	$6\text{-}10 \times 10^{12}/L$	5,02
Hemoglobina	12,5-17 g/dl	7
Hematocrito	37-49%	24,6
VCM	36-55 fl	49
CHM	13-19 pg	13,9
CMHC	33-36 g/dl	28,46
Plaquetas	$100000\text{-}350000 \text{ mm}^3$	187000
Proteinas	5,7-7,9 g/dl	4
Leucocitos	$6\text{-}12,5 \times 10^3/L$	2,7
Neutrófilos	$3\text{-}6 \times 10^3/ul$	2,03
Linfocitos	$1,5\text{-}5 \times 10^3/ul$	0,51
Monocitos	$0\text{-}0,6 \times 10^3/ul$	0,11
Neutrófilos	20-70%	75
Linfocitos	20-80%	19
Monocitos	2-8%	4,0
Eosinofilos	2-7%	2,0
Cayados	0-1%	0
Basófilos	0-1%	0

El tratamiento antibiótico y analgésico se mantuvo durante 10 días suspendiéndose en el momento que se observa una alegrante mejoría. Sobre la segunda semana de tratamiento el crecimiento muscular era evidente y por tanto la recuperación de la herida (Figura 4). El tratamiento regenerativo del musculo con el ungüento casero se extendió por dos meses hasta que se observó un cierre total de la herida (Figura 5).

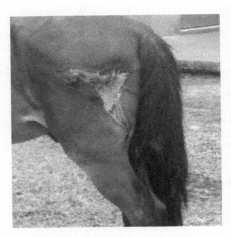

Figura 5. Aspecto final de la herida
luego de 2 meses

Resultados y discusión

Se observa un primer hemograma sin manifestaciones significativas para el caso, pues inclusive no se presenta un cuadro típico de infección e inflamación como la leucocitosis, neutrofilia, linfocitosis e hiperproteinemia (Reece, 2010) esperado en un caso como el presente.

Aunque dentro de los exámenes paraclínicos no se realizó bioquímica sanguínea no se desconoceN los hallazgos que se hubiesen podido encontrar; Meyer & Harvey (2007) mencionan que en el citoplasma de las células del musculo esquelético hay elevados niveles de actividad de creatin quinasa, AST y lactato deshidrogenasa, mencionan igualmente que ante una eventual lesión del miosito la actividad bioquímica se verá aumentada. La creatinina será otro hallazgo común puesto que ante la degradación de la creatina, acelerada en este caso de destrucción muscular, se forma la creatinina de manera irreversible.

La fluidoterapia fue de bastante importancia en el presente caso. Mediante la administración de líquidos endovenosos, en este caso de tipo isotónico, se garantiza una oxigenación de todas las células del organismo (Michell, et al 1991) y en el caso de la regeneración muscular los adecuados niveles de O2 hacen que pueda haber un mejor aprovechamiento de todos los compuestos relacionados con la miogénesis, los mioblastos, miofibrillas y células satélite funcionen adecuadamente y el proceso sea exitoso.

Terapias prolongadas con agentes hipotensores, como el flunixin meglumine, pueden llegar a causar una severa disfunción renal (Martínez, 1998), es por esto que se rescata nuevamente la importancia de la fluidoterapia en cualquier tipo de tratamientos analgésicos instaurados ya que al aumentar la volemia y suministrar electrolitos mantienen la integridad de las membranas renales y de su sistema de irrigación previniendo apariciones patológicas en el órgano en mención.

Parte de la explicación para la recuperación satisfactoria del paciente se origina según estudios realizados por Universidad de Hoshi en Japón publicado por el Journal Yakugaku Zasshi The Farmaceutical Society of Japan (2003) en donde se encontró que el aloe presente en la sabila absorbe los radicales libres causados por la radiación y también protege la superoxido dismutasa (enzima antioxidante) y la glutatión peroxidasa (aminoácido que estimula el sistema inmune). Por otro lado Debra y Halderman en 1980 (Citados por Almonacid, 2012) encontraron también que el Aloe vera posee propiedades cicatrizantes debido a su ingrediente activo, por otro lado, parece aumentar la función de las fibras del colágeno y la vitamina C que facilita los procesos de cicatrización (Moscoso, 2012).

En la regeneración muscular del paciente se utiliza como principal ingrediente la pulpa de sábila por la gran cantidad de ingredientes que posee y los efectos positivos que estos generan en un organismo (Ferraro, 2009).

Entre los componentes destacados están las cromonas que son componentes naturales que se han reportado con actividad antiinflamatoria y antimicrobiana, también posee antraquinonas que son compuestos aromáticos polihidroxilados, la aloína es una de estas y reportan su poder antihelmíntico, antibacteriano y antifungico además de activador celular; el aloe vera es un inmunoestimulante inespecífico, promueve la actividad fagocitaria dirigida a células muertas y toxinas (Almonacid, 2012); otro componente presente es el glocumanano que es un polisacárido que posee la hormona de crecimiento vegetal que estimula la actividad de los fibroblastos al entrar en contacto con los receptores del factor de crecimiento, de esta manera activa y aumenta significativamente la síntesis de colágeno después de su uso tópico, además su composición aumentando el colágeno tipo III, debido a esto se acelera la contracción de la lesión y aumenta la resistencia de la cicatriz resultante (Ferraro, 2009); Chithra et al., (2009), reportan el aumento de la síntesis de ácido hialurónico y dermatán sulfato, en el tejido de granulación de la cicatrización de heridas después de un tratamiento oral o tópico.

Otro de los componentes presentes en la sabila es la anti-bradicina la cual ejerce un efecto antiinflamatorio y analgésico al bloquear en forma total o parcial la acción de la bradicinina. Se encuentran variados niveles de ácido salicílico y lactato de magnesio (que disminuyen la producción de la histamina), y posee actividades antiprostaglandinas e inhibidoras de las proteasas y tromboxanos (Scott et al, 2002, Reportado por Mengarelli et al., 2013).

La alantoína es un componente de la sabila que estimula la reparación tisular en heridas supurativas y ulcera-resistentes y promueve el crecimiento epitelial, también están presentes el calcio, potasio y celulosa que aceleran el proceso de regeneración generando una red de fibras sobre la lesión que fijan las plaquetas y así mejora la coagulación y la cicatrización (Mengarelli et al. 2013). Yamamoto et al., (1993) comprobaron que la barbaloina presente en el Aloe vera reduce la liberación de histamina que es un mediador químico de la inflamación y de esta manera disminuye la permeabilidad vascular y por ende el edema.

Fulton (1990), reporto que después de 48 horas de la aplicación de aloe en problemas dérmicos en humanos observó una vasoconstricción intensa y una reducción marcada del edema con menos exudado; al quinto día la reepitelización fue completa en un 90% en el tratamiento con aloe y de un 40-50% en el grupo de control el cual no tenía aloe.

A nivel de los azúcares presentes en la panela rayada, por tener características higroscópicas crea un ambiente con bajo contenido de agua el cual disminuye la actividad del agua de las bacterias y de esta manera detiene la replicación de las mismas y atrae macrófagos sin limitar la llegada de la linfa que se encarga de la nutrición tisular y acelera el desprendimiento de tejido desvitalizado y necrótico, provee una fuente de energía local y forma una capa proteica protectora sobre la herida, la actividad antibacteriana del azúcar se basa en la deshidratación que produce en el citoplasma bacteriano, de modo que logra por un lado la lisis del microorganismo y por otro la incapacidad reproductora de las bacterias no lisadas; proceso que se relaciona con una propiedad física del azúcar (Rodríguez y González, 2011)

Cuando no se presenta compromiso del endomisio en una lesión muscular el proceso de regeneración es mucho más exitoso (Geneser, 2000). Para el presente caso, donde el compromiso muscular fue severo y profundo, se supone un compromiso del endomisio, sin embargo no se observó ninguna complicación en el proceso de regeneración y crecimiento muscular como tal a excepción de la presentación de la cojera luego de sanada la herida.

Luego de la regeneración definitiva del tensor de la fascia lata, glúteo medio y superficial, bíceps femoral y semimembranoso el animal perdió cierta funcionalidad de la extremidad posterior izquierda. Los autores sugieren que cuando existen lesiones graves de varios músculos relacionados con la locomoción, la regeneración va concluir con disminución de la funcionalidad. La explicación más congruente es la que se puede obtener a partir de los enunciados de Dellman & Carithers (1999) donde se afirma que los músculos muy deteriorados pueden ser reemplazados con tejido conectivo; este tejido no presenta actividad contráctil y tampoco puede ser inervado por una neurona motora, por esto al mezclarse el musculo con este tejido la funcionalidad se ve disminuida inevitablemente.

Cuando se forma tejido conectivo en zonas musculares como la del muslo, en las extremidades posteriores, se ve afectada directamente la locomoción puesto que este grupo de músculos tienen como función principal y común la extensión de la articulación femorotibiorrotuliana y la flexión de la cadera.

Conclusiones del artículo

La mezcla de la pulpa de sábila (*Aloe vera*) y panela rayada en asocio con la gelatina sin sabor, tienen propiedades excelentes en la regeneración de tejidos musculares y dérmicos.

Un organismo bajo condiciones orgánicas adecuadas es capaz de desempeñar procesos de regeneración celular. Dentro de dichos procesos, la integridad de las células satélites es indispensable y transcendente en la regeneración muscular.

Cuando ocurre regeneración luego de un trauma severo en músculos relacionados con la locomoción como los del muslo se van a presentar cojeras debido a que crece nuevo músculo pero esta vez en compañía de tejido conectivo que disminuye la funcionalidad del músculo pese a que el primer tejido no presenta capacidad contráctil y no es inervado por neuronas motoras.

Bibliografía

1. Adams, H. 2003. Farmacologia y terapéutica veterinaria. Zaragoza, España: Acribia. Pp 471.

2. Almonacid, M. A., Efecto antiinflamatorio y cicatrizante del extracto liofilizado de Aloe Vera (Aloe Vera (L) burm. f.) presentado en forma de gel farmacéutico. TESIS Para optar al Grado Académico de Magíster en Recursos Vegetales y Terapéuticos. Universidad Mayor de San Marcos. Lima 2012.

3. Aspinal, V; O´Reilly, M. 2007. Introduccion a la anatomía y fisiología veterinarias. Zaragoza, España: Acribia. Pp 25.

4. Bailey, J. 2010. Fisiologia del musculo. DUKES Fisiologia de los animales domesticos. En, W.O. Reece (Ed,). Zaragoza, España: Acribia. Pp 1015-1041.

5. Chithra P, Sajithlal GB y Chandrakasan G. Influence of Aloe vera on the glycosaminoglycans in the matrix of healing dermal wounds in rats. J Ethnopharmacol 1998; 59: 179-186.

6. Dellman, H; Carithers, J. 1999. Citologia e histología. Buenos Aires, Argentina: Intermedica. Pp 191.

7. Ehrlein, H. 2005. Musculatura lisa. Fisiologia veterinaria. En, W.V. Engelhardt; G. Breves (Ed,). Zaragoza, España: Acribia. Pp 132-136.

8. Ferraro, G, M., Revisión De La Aloe Vera (Barbadensis *Miller)* En La Dermatología Actual. Rev Argent Dermatol 2009; 90: 218-223.

9. Fulton JE. The stimulation of postdermabrasion wound healing with stabilized Aloe vera gel-polyethylene oxide dressing. J Dermatol Surg Oncol 1990; 16: 460-467

10. Geneser, F. 2000. Histologia. Buenos Aires, Argentina: Panamericana. Pp 321.

11. Getty, R. 1982. Sistema digestivo de los carnívoros. En, S. Sisson; J.D. Grossman (Ed.), *Anatomía de los Animales Domésticos*. Barcelona, España: Masson. Pp. 1688-1709.

12. Köning, H; Liebich, H. 2008. Anatomia de los animales domesticos Texto y atlas en color. Madrid, España: Panamericana. Pp 19.

13. Martínez, J. 1998. Aparato urinario. Patologia sistémica veterinaria. En, F.J. Trigo (Ed,). Mexico DF, Mexico: McGrawHill. Pp 123-157.

14. Mengarelli, R, H., Bilevich, E., Belatti., A. ☐ Agentes tópicos tradicionales utilizados para la cura de heridas. ¿Mito o verdad?. Act Terap Dermatol 2013; 36: 98

15. Meyer,D; Harvey, J. 2007. Medicina laboratorial veterinaria interpretación y diagnosis. Barcelona, España: Multimedica. Pp 257.

16. Molina, L; Aragón, C; Castillo, H; Galicia, S. 2008. Experiencia de cinco años con etamsilato en la resección transuretral de la próstata. Rev Mex Urol., 68 (4). pp. 199-202.

17. Michell, A; Bywater, R; Carke, K; Hall, L; Waterman, A. 1991. Fluidoterapia veterinaria. Zaragoza, España: Acribia. Pp 43.

18. Ramírez, G. 2011. Manual de semiología clínica veterinaria. Manizales, Caldas: Universidad de Caldas. Pp 20.

19. Reece, William. 2010. DUKES Fisiologia de los Animales Domésticos. Zaragoza, España: Acribia. Pp 29.

20. Rodriguez, R., Gonzalez, J. H., Metodos alternativos para el tratamiento de pacientes con heridas infectadas. MEDISAN, 2011; 15(4):503.

21. Sumano, H. Ocampo, L. Farmacología veterinaria. Mexico DF, Mexico: McGraw-Hill. Pp 134-136.

22. Yamamoto M., K. Sugiyama, M. Yakoto, Y. Maeda, K. Nakagomi and H. Nakazawa. Inhibitory effects of aloe extracts on antigen and compound 48/80 induced histaminerealesefrmrat peritoneal mast cells. Jap J ToxicolEnvirnHealth 1993;Vol.39 N° 5: 395-400

CONCLUSIONES

La aplicación de métodos Fito terapéuticos contribuye a la eficaz mejoría de muchas patologías presentes en animales de diferentes especies, además de ser una metodología de fácil manejo y aprendizaje y no requerir de mayor gasto económico, por cuanto se trata de tratamientos primarios, experimentados con plantas medicinales de cultivo en su mayoría propio de los suelos que no requieren tratamientos especializados para su cultivo y que al estar presentes en muchos paises, no conlleva a costos de importación y/o exportación, lo que favorece su adquisición y empleo a muy bajos precios.

Este tipo de medicina, es una alternativa que ha venido teniendo un gran auge alrededor del mundo al ser un tratamiento de tipo natural y no invasivo, que ayuda no solo a curar sino a prevenir muchas enfermedades y cualquier tipo de lesión, especialmente en animales domésticos, que en general son los más expuestos a riesgos de todo tipo de accidente y/o patologías

BIBLIOGRAFIA

- Rodríguez Jorge. Fitoterapia en Medicina Veterinaria. Veterinaria Natural y Holística.   Disponible   en: http://www.foyel.com/paginas/2009/12/1116/fitoterapia_en_medicina_v eterinaria/

- López Oscar. 2017. Introducción a la Fitoterapia en Medicina Veterinaria. Universidad   de   Caldas.   Articulo   disponible   en: https://www.veterinarioalternativo.com/index.php/articulos/especialida des/fitoterapia/item/48-introduccion-a-la-fitoterapia-en-medicina-veterinaria

- Lewin Jo. 2014. ¿Cuáles son las bondades del ajo?. BBC Good Food Magazine.   BBC   Mundo.   Disponible   en: http://www.bbc.com/mundo/noticias/2014/09/140923_nutricion_bondad es_ajo_finde_dv

- Cocco R, Bertoni P, Salvi M. Uso del aceite de ajo en la cicatrización de los tejidos blandos en una fractura expuesta contaminada en un canino. 2005. Revista Electrónica Veterinaria REDVET, Vol. I No. 6, Junio de 2005. Disponible   en: http://www.veterinaria.org/revistas/redvet/n060605/060507.pdf

- Álvarez, C., Rodríguez, P. y Carvajal, E. 2011. Efecto del extracto de paico (Chenopodium ambrosioides), en parásitos gastrointestinales de gallos de pelea (Gallus domesticus). Cultura Científica JDC 76-80.

- Clavijo F, Barrera V, Rodríguez L, Mosquera J, Yánez I, Godoy G y Grijalva J. 2016. EVALUACIÓN DEL PAICO Chenopodium ambrosioides Y CHOCHO Lupinus mutabilis SWEET COMO ANTIPARASITARIOS GASTROINTESTINALES EN BOVINOS JÓVENES. Revista Ciencias de la Vida DOI:10.17163/lgr.n24.2016.08. Disponible en: file:///C:/Users/sarina/Downloads/348-Texto%20del%20art%C3%ADculo-4679-1-10-20161017.pdf

- Néstor Raúl Torres, 2012. Cartilla Medicina Veterinaria Herbaria. SENA. Disponible en: http://www.youblisher.com/p/269206-CARTILLA-MEDICINA-VETERINARIA-HERBARIA/

64c59c8b814c233a138998daa5160837

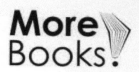
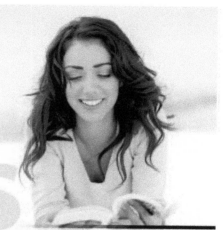
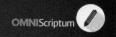

Lightning Source UK Ltd.
Milton Keynes UK
UKHW010634190521
383988UK00001B/87